I0416052

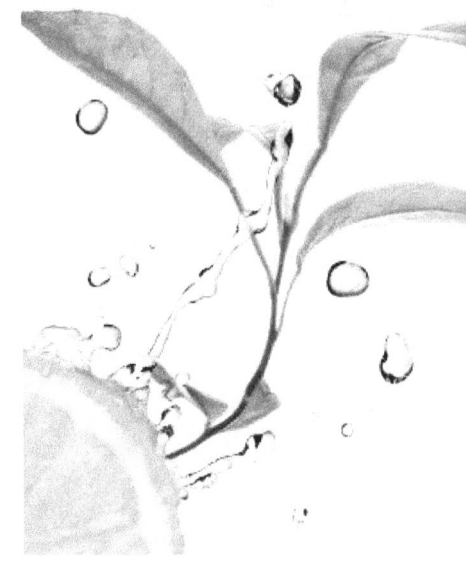

DIETA VITALISTA
VOL.1 LO QUE REALMENTE NOS ALIMENTA; ENTRE MITOS Y LA REALIDAD

MAYOR VITALIDAD, FÍSICA Y MENTAL

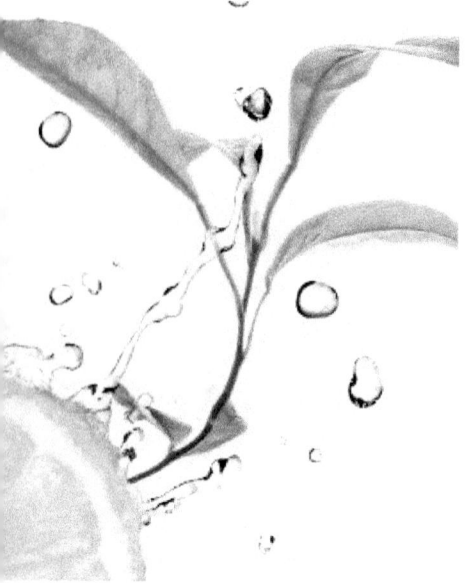

¿A QUIÉN VA DIRIGIDO ESTE LIBRO?

Este libro fue escrito para aquellas personas que entienden la alimentación como el fundamento, la columna sobre la que se construye su salud, sin dejar de ser un placer.

Muchas dolencias, enfermedades, sobrepeso, alergias y molestias en general son el reflejo de un cuerpo cansado a luchar contra las toxinas y el desbalance al que le expone la alimentación moderna; comer mejor es vivir mejor, comer mejor no es comer más, más caro o más exquisito, es comer lo que el cuerpo requiere, disfrutando al mismo tiempo de sus sabores, especialmente de alimentos locales, a los que su cuerpo está acostumbrado.

Este libro le enfrentará no sólo a ciertos mitos que, a través de malos entendidos, estudios científicos obsoletos y algo de mercadeo se han fijado en nuestras costumbres, contribuyendo con esos paradigmas que nos llevan, sin querer, a mal alimentarnos.

Aspectos importantes sobre las necesidades reales que su cuerpo requiere día a día, los elementos "vitales" necesarios y los alimentos donde los encontrará, una guía paso a paso con las instrucciones necesarias para lograr cambios esenciales en su dieta, y llevarle de la mano en un nuevo mundo; un proceso de desintoxicación sereno y efectivo.

El programa se basa en las bondades indiscutibles de los alimentos vegetales, tanto en su función regeneradora de nuestro órganos, como base para un proceso de disminución de peso y la energía vital que poseen.

El objetivo NO es ofrecerle una "dieta de hambre" (suicidio para sus órganos), un "método infalible" (imposible, cada ser humano es diferente) o vender "salud en pastillas" (por que confiar más en el ser humano y no en la naturaleza y su poder), sino poner en sus manos todo el conocimiento y las herramientas necesarias para que logre estructurar una rutina de alimentación individual, en función a sus gustos, intuición, inteligencia, presupuesto y escuchando las sensaciones de su cuerpo.

Para lograr ese objetivo debemos enfrentarlo con ciertos paradigmas que usted y su entorno dan por ciertos, sobre los cuales ha basado sus costumbres y rutina durante su vida. Usted se enfrentará a nuevos descubrimientos, cuyos básicos resultados contradicen verdades que por mucho tiempo han sido dadas por ciertas, en los medios y el público en general; tal vez, en favor a ciertas empresas de la industria. Por último, los efectos de estas falsas verdades, las llamadas "enfermedades de la civilización", como por ejemplo:

- la magnitud de los efectos alergénicos de ciertos alimentos en nuestro sistema nervioso, que sin ofrecer síntomas externos, afectan y frenan nuestro desarrollo y la capacidad de auto sanación que posee el cuerpo humano.

- cuales de los llamados "alimentos saludables" pueden ser contraproducentes si se consumen en ciertas combinaciones erradas, o en dosis exageradas.

- los trucos de un sector de la industria alimenticia, especialmente en países receptores de tecnología, donde las universidades no cuentan con los medios para presentar sus estudios críticos sobre los efectos de ciertos alimentos en la salud de la población. Algunos de estos productos llegan a producir adicción de tal magnitud, comparables a las generadas por las llamadas drogas fuertes; este libro le acompaña en el camino fuera de esas adicciones.

- es posible lograr los mismos efectos positivos sobre la digestión que representa la cocción de lo alimentos - frente a los alimentos crudos que requieren mayor esfuerzo durante la digestión - sin destruir, por exceso de temperatura o tiempo de cocción, los elementos vitales que contiene, y que al final, es lo requerido por el cuerpo, sin perder el gusto. Incluso, nos atrevemos a decir que la razón por la que muchos evitan el consumo de vegetales es por malas experiencias frente a tiempos de cocción excesivos, que nos solo destruyen los elementos vitales, sino le otorgan a los vegetales una consistencia poco agradable.

Todo ese conocimiento es presentado de manera sencilla y fácilmente digerible para cualquier lector preocupado por los efectos de su alimentación en su salud, su estado físico e incluso mental. Al contar con esas bases puede usted entender como funciona la alimentación, la relación de los elementos vitales con su salud y adecuar su alimentación a las sensaciones que le ofrece su cuerpo; las alergias, dolores, acné, gases, estreñimiento, peso, entre cientos de efectos con lo que su cuerpo intenta decirle "basta".

Por último, e independientemente del grado de irresponsabilidad alimenticia en el que ha incurrido (incluso siguiendo los paradigmas "saludables") podrá usted seguir este camino, sin grandes esfuerzos o cambio radicales en su vida, evitando efectos indeseables como el llamado "yo-yo" (respecto a la pérdida de peso), o dietas poco saludables, basadas en no alimentarse; lo que significa un suicidio de sus órganos.

¡La seguridad, sencillez y su intuición son los elementos más importantes!

Usted tendrá el criterio de decidir la velocidad de su progreso y los pasos a desarrollar gracias a los puntos de control; donde estoy, que he mejorado y que debo tomar en cuenta. Así podrá tomar una decisión consciente y propia de seguir adelante, lo que le ofrece independencia, autoestima y ciertas ventajas como:

- suministro energético de mejor calidad en lugar de renunciar a comer y exponerse a estados de debilidad y deficiencia.

- disfrute de sus alimentos, con la libertad de decidir que desea comer, en lugar de seguir un plan tedioso, inflexible y aburrido.

- una mejora continua de su vitalidad, sensación de bienestar en lugar de enfrentar continuas frustraciones, como el efecto "yo-yo" y la consecuente sensación de haber perdido la batalla... y usualmente algo de dinero.

- disfrutar de alimentos accesibles, naturales y producidos en su región en lugar de pastillas, remedios y merengadas con sobreprecio.

Sí como esperamos le hemos convencido de seguir nuestros consejos, alternativas y recetas (ideas concisas para llevar a cabo nuestra propuesta) no se preocupe, que no debe contar con un gran presupuesto, incluso casi podemos asegurarle que logrará disminuir sus gastos en alimentación, el tiempo que invierte en su preparación - y disfrutando al mismo tiempo de un cuerpo más saludable, fuerte y flexible, junto con la visita a un nuevo mundo de sabores, platos y esencias, principalmente de alimentos de su región que por las razones ya mencionadas, su cultura ha ido apartando de su dieta.

Solo nos queda darle la bienvenida, gracias por confiar en nosotros y esté seguro que sus expectactivas serán cumplias; y sus miedos eliminados, el cambio no es tan radical...

Stefan Kutter, y su equipo de vitalistas....

Coach y nutricionista certificado, consultor de gestión de la innovación.

Nota importante

Este programa y su contenido no desea sustituir los consejos de su médico. Como hemos menciona-do en la introducción, no existen métodos infalibles, ni programa milagrosos; solo negociantes ines-crupulosos.

Sí enfrenta enfermedades o molestias de salud, no deje de visitar a su médico. Después de muchos años de exposición puede enfrentar daños de mayor gravedad, que no pueden ser evitados con un cambio de alimentación, que ofrece resultados al mediano plazo.

Igualdad de género

En muchos casos será utilizada la forma gramatical masculina, con el objetivo de simplificar la redac-ción y evitar la extensión excesiva del texto, algo común en la lengua castellana. Le ofrecemos nues-tras disculpas a nuestras lectoras, que se sientan incómodas con este hecho. Si es usted una de ellas, por favor comunique este hecho a través del correo blog@quierovivirmejor.com.

Derechos reservados

Por favor evite distribuir o modificar el contenido de este libro sin nuestra autorización.

Versión 2.01 vom 27.05.2013

ÍNDICE

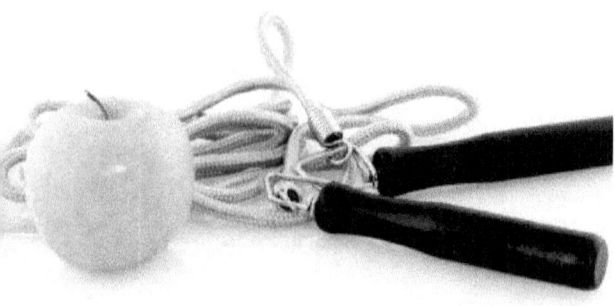

SOBRE LA SERIE "COMER MEJOR ES VIVIR MEJOR; SÉ UN VITALISTA

Las iniciativas, técnicas y cambios de conducta necesarios para iniciar el camino hacia el bienestar ("bien" y "estar" en un conjunto) cubren áreas como **el ejercicio físico, la alimentación y la actitud mental**. En el momento que logre mejoras en cada una de esas tres áreas encenderá un motor de energía positiva, que le acercará paso a paso, sin ningún tipo de sacrificio a sus objetivos. Y lo más importantes, sin necesidad de productos especiales y caros, un entrenador personal o sesiones de autoayuda; el éxito continuo al alcanzar corto objetivos son la más efectiva y natural manera de motivarse.

Olvide la recetas mágicas, los productos "infalibles" y las dietas milagrosas. Todo lo que necesita es la información adecuada, que le ayudará a ayudarse... a entender su cuerpo, como los elementos vitales de los alimentos actúan sobre el organismo, y cómo evitar las molestias que la mala alimentación le genera.

Muchas afirmaciones sobre maneras de alimentarse sanamente, existentes en el boca-a-boca, programas de televisión e incluso recomendadas ciertos profesionales poco actualizados son equivocados, obsoletos o simplemente están basados en un interés comercial de vender ciertos productos o recetas.

Este programa nace con el objetivo de transmitirle de una manera sencilla y digerida argumentos contundentes y evidentes para desmontar ciertos mitos "saludables", y ofrecerle todo el conocimiento necesario para que usted decide su camino, individual, hacia su bienestar integral. No intentamos de ninguna manera descubrir el agua tibia; todo lo contrario, tocando temas como el ejercicio físico, la alimentación y la actitud mental logramos proponer un camino sencillo, en cierta forma conocido, y al alcance de todos, especialmente de su bolsillo. Nada más saludable que la naturaleza misma...*Desconfíe de aquel que quiera ofrecerle bienestar y salud con pastillas y productos mágicos.*

Nuestro objetivo es mostrarle el camino hacia el mayor estado posible de bienestar físico, y en consecuencia mental-con el mínimo esfuerzo, mayor seguridad y la dinámica más interesante.

El contenido de este programa logra el equilibrio perfecto entre *conocimiento científico*, discusión y análisis de este conocimiento de *manera sencilla*, accesible para cualquier persona y *elementos prácticos, ejemplos y recetas*. Elementos básicos teóricos serán presentados de manera gráfico, y en caso que sea un tema extenso y desee ampliar sus conocimientos sobre el tema, le ofrecemos el aparte de literatura recomendada y por supuesto, la opción de contactarnos directamente.

Sin embargo a pesar que nos enfrentaremos a ciertas teorías, resultados de estudios e hipótesis respetamos en todo momento el siguiente principio, siendo la base de nuestra propuesta de participación activa y respeto por la naturaleza: "Ningún experto, independientemente de su experiencia o estatus, conocerá mejor que usted y su intuición, sus sensaciones y necesidades"

El truco en este caso es lograr que usted confíe en su intuición, que entienda las señales que su cuerpo le transmite, logrando soluciones inteligentes, naturales e individuales. Todo esto sin embargo requiere, además de su motivación y energía, cierto conocimiento básico, una especie de "ayuda para principiantes" y así acompañarle hasta el día de su primer vuelo, segundo y hasta el tercero. Nuestros principios...

Respecto a la alimentación, *definimos palabra por palabra, de que estamos hechos, y como los alimentos influyen en su salud física e incluso mental.*

El ejercicio físico *es la clave complementaria para descifrar el camino hacia un estado de constante de vitalidad y alta productividad. Independientemente de su dieta, o su estado mental: incluso pocos minutos de ejercicio físico eficiente durante la semana puede mejorar de manera importante su ánimo y nivel de energía.*

Su actitud *define nuestra sensación de bienestar, y en consecuencia influye notoriamente sobre nuestra salud y el potencial de éxito. Este programa le enseñará a poner en tela de juicio esos patro-*

nes mentales que definen su vida, y de manera constructiva, encontrar sus defectos y adoptar posiciones más positivas.

En la realidad, estos tres (3) elementos son tan dependientes uno del otro que es imposible analizarlos y modificarlos de manera individual. La "alimentación" se ofrece como el tema ideal para iniciar un proceso de cambio, ya que exige disciplina y al mismo tiempo ofrece resultados constantes y palpables. Representa la fundación, la base de esa nueva estructura de vida, necesaria para construir esa sensación de bienestar que tanto desea.

Antes de iniciar con el programa, incluso le recomendamos que no pase de este párrafo, tome nota de las metas que desea lograr, aquellas más importantes, que más le motivan...

Sí le sorprendemos con esta solicitud, y siente que no puede definir metas concretas, simplemente escriba aquellos aspectos de su vida que desea mejorar, especialmente relacionados con su sensación de bienestar; responder a la pregunta ¿cómo puedo vivir mejor?... eso sí, olvide las posesiones materiales, que tanto se relacionan con esta pregunta.

No importa donde; eso sí, no pierda esas notas. Puede utilizar una hoja de papel, su teléfono móvil o incluso un software mapas mentales. Nuestro programa pone a su disposición igualmente una "lista de chequeo" online donde guardar estas notas, y asegurarse que estará a su disposición cuando las necesite.

Seguramente usted use ciertas de técnicas de motivación, sea la típica "tengo que lograr XX para el día YY" usando notas, recordatorios o incluso a su familia como guardianes y motivadores. Sin embargo, es innegable la inspiración que produce alcanzar un objetivo sea el más sencillo de lo que haya definido, especialmente cuando ha podido medir su impacto.

Un ejemplo sencillo es la sensación de alivio presente al cambiar un electrodoméstico antiguo, que le daba problemas, fallando cada vez que lo necesitaba. Seguramente le ha dado largas, por falta de tiempo, recursos o energía, "seguramente funciona un tiempo más". Hasta que un día dejó de funcionar, y obligatoriamente tuvo que tomar ese dinero y adquirir un nuevo equipo. El hecho de contar con un equipo confiable, eficiente y seguramente con aplicaciones adicionales al antiguo ha merecido la pena la inversión.

No intentamos apostar por el consumismo, sino analógicamente explicar la sensación de mejora que en este caso, después de evitar el cambio por tanto tiempo, le ofrece este nuevo equipo. Este programa se presenta como un nuevo "electrodoméstico", que le permitirá amasar su bienestar, triturar las malas sensaciones y exprimir el jugo de la vitalidad que los alimentos, el ejercicio físico y un cambio en su actitud le ofrecen... ¡¡¡Por litros!!!

Al mismo tiempo, todo proceso de cambio genera incertidumbre, inquietud e incluso situaciones incómodas; cambio en su rutina, sus paradigmas y costumbres. El establecer objetivos claros y atractivos le ayudará a mantener la motivación, pura inspiración.

Introducción a una dieta vitalista:

Vivir mejor es comer mejor

"Eres lo que comes"...

Alimentarse sana y alegremente implica vivir de la misma manera; salud y bienestar físico y mental.

Este programa ha sido desarrollado como una metodología para, en primer lugar, desmontar los efectos negativos acumulados durante años de mala alimentación y en segundo, construir una base sólida para un metabolismo floreciente...

Así como las medicinas le advierten de la dosis adecuada y los efectos colaterales implicados en su uso, este programa y la consecuente mejora en su dieta alimenticia no sustituyen de ninguna manera un ritmo de vida saludable, con suficientes horas de sueño, actividad física y una vida social activa.

Es realmente interesante como muchas personas intentan influir, o simplemente creen lograr una mejora de su estatus social, su presencia frente a otros, a través de su alimentación. Por ejemplo, la costumbre de "ostentar" gran cantidad de comida sin ningún tipo de limitaciones por el desecho, o la cantidad de alimentos que no podrán ser consumidos. O por ejemplo, el dejar comida en el plato, como una muestra que "no soy un muerto de hambre".

Por último, el seguimiento de ciertas modas y tendencias publicitarias, sin objetar en absoluto elementos o consejos que pueden ser falsos, o que afecten la vida de otros seres humanos y animales. Muchas de estas dietas mágicas se contradicen totalmente, olvidando que en su momento - sean medios, editoriales o los mismos gurús - aseguraron que ese método era el mejor...

– – –

Dietas Low Carb (bajo en carbohidratos) vs. **High Carb** (alto en carbohidratos): mientras unas de ellas demonizan a los carbohidratos, otras la presentan como el combustible ideal.

Dieta paleolítica vs. **Comida de diseño**: la dieta paleolítica recomienda alimentos prehistóricos -en su opinión, soportada en la condición carnívora del ser humano-, y por el otro lado otro predican la ingesta de alimentos diseñados, manipulados genéticamente o fabricados por la industria, con tecnología de "punta"...

Dietas bajas en grasa vs. **altas en grasas**: literalmente se odia y se ama a la grasa, dependiendo de la dieta que elija; amor y odio...

Vegetarianos vs. **Carnívoros**: poco más que decir...

Veganos vs. **Vegetarianos**: Lacto-vegetarianos consumen productos lácteos - Veganos rechazan cualquier tipo de producto de origen animal (ejemplos como la miel, los huevos o el omega 3 en cápsulas).

Crudistas vs. **Anti-crudistas**: y su discusión sobre las ventajas o desventajas de cocinas los alimentos.

entre muchas otras combinaciones; crudo-veganos, frutistas (exclusivamente frutas y semillas), amantes de la comida rápida y las hamburguesas (igualmente fanático)...

_ _ _

Así como la música, la ropa y el lenguaje "identifica" a los jóvenes urbanos con su tribu urbana, la moda que sigue el artista con el que se identifica, las tendencias y fanatismos han llegado a la alimentación, y como siempre, aquellos que solo desean lucir bien, escuchar un poco de música o disfrutar sin pasiones de cierto partido de fútbol se ven enfrentados con posiciones extremistas, y pierden incluso el interés... en ese circo de "lo mío es mejor", "no tiene idea", "eso no es así".

En consecuencia se conforman con seguir la antigua pirámide alimenticia, o se resignan a afirmar que la comida saludable es la que sabe bien... Estas dos alternativas les llevan inevitablemente, debido a la estructura del sistema de producción de alimentos, dirigido únicamente por los intereses comerciales (producir barato e inducir al consumidor a creer que es saludable), a problemas de salud al mediano y largo plazo.

Sin embargo, detrás de esa afirmación "la comida saludable es la que sabe bien" se oculta cierta sabiduría; la búsqueda y selección de la nutrición óptima es innata en todo ser humano, a través del gusto, el apetito y la intuición. No olvidemos que somos una especie animal...

Nuestros sentidos están desajustados ...

pero estrictas dietas tampoco son la solución.

Yo aseguro que nuestros sentidos, su capacidad detectar los alimentos óptimos, que poseen los elementos vitales que requiere nuestro organismo, están desajustados por siglos de "desarrollo" y la arrogancia de la ciencia y su dominio (y subestimación) de nuestra condición natural.

Por otra parte, el seguir una dieta estricta tampoco representa una solución óptima, por lo que este programa propone simplemente volver a lo vital; paso a paso debemos empezar de nuevo a "escuchar" nuestros sentidos, de una manera natural, y alimentarnos en función a esas señales.

El plan por etapas de este programa, la información que incluye y las recetas le ayudarán a descubrir sus necesidades individuales de alimentación y satisfacerlas, incluso, rompiendo con ciertas costumbres, influencias y creencias.

Así que vamos a usar toda nuestra inteligencia y la mejor información disponible para reactivar las funciones de nuestra intuición. Así lograremos un cambio en su plan alimenticio, sin esfuerzos, que incluso en este mundo de sobre exposición a la publicidad y la manipulación mediática, le permite disfrutar de su alimentación de una manera natural, intuitiva y llena de sabores.

Incluso, el director de la sociedad alemana de nutrición (mi país de origen) descargó frente a las cámaras su frustración, un sonado discurso en contra de la generalización de las creencias alimenticias - y a favor de su individualización, o al menos que la sociedad en general evite caer en esas generalizaciones.

Este programa responde las siguientes preguntas:

1. ¿Cómo puede detectar cuáles nutrientes, y que cantidad de ellos requiere su cuerpo?

2. ¿Qué riesgos implican los cambios en su dieta?

3. ¿Cómo puede implementar esos cambios de una manera sencilla, suave y cómoda?

4. ¿Cuáles de los alimentos comunes, son realmente valiosos y de que manera debe consumirlos?

5. ¿Cómo poder cocinar una versión más saludable de aquellos platos que tanto le gustan?

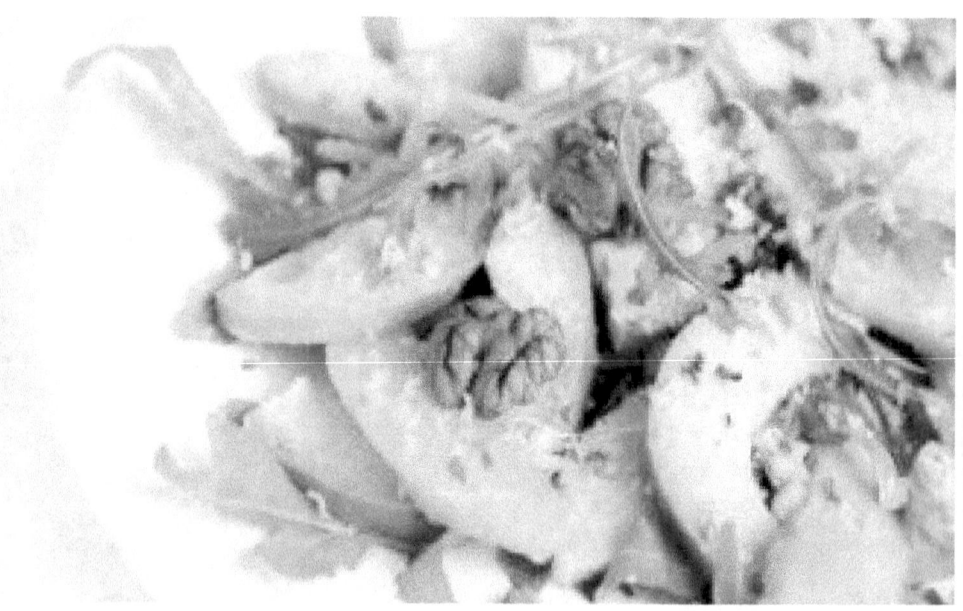

ESTRUCTURA DEL LIBRO

El primer capítulo esclarece y contradice mitos, falsas creencias y contradicciones que representan los muchos de conocidos mitos alimenticios, y le ofrece un sistema de evaluación y selección de alimentos.

El segundo capítulo le ofrece todo el conocimiento básico que requiere para enfrentar este "desafío"; el desintoxicar su cuerpo, aquellas toxinas acumuladas durante años de falsas creencias, simplemente a través de un cambio en su costumbres alimenticias. Nada de pastillas mágicas, lavados estomacales, operaciones tortuosas o el consumo de brebajes extraños.

Esa tendencia de "hacer antes de analizar" no se cumple a la hora de intentar cambiar sus plan alimenticio. Un nutricionista analiza en primer lugar las enfermedades que ha padecido, su dieta actual, su peso y condición física y su apariencia física como punto de partida para sus recomendaciones. Debido a que este programa es una alternativa "Hágalo Usted Mismo", debemos ir por lo seguro, de manera que usted pueda entender como funciona el metabolismo humano y pueda definir como funciona su cuerpo. Nuestra recomendaciones se basan en una descripción compacta de todos los procesos de reducción de peso y desintoxicación así como el rol que toma el sistema inmunológico.

El tercer capítulo representa, con la guía paso-a-paso, el manual de instrucciones para optimizar su plan alimenticio. La dificultad en este momento fue el hecho de definir un plan con diferentes opciones para cada realidad, independientemente si usted se alimenta relativamente saludable o por el contrario ha llevado una vida de "comida rápida". El elemento progresivo del paso-a-paso nos permite llevarle virtualmente de la mano al éxito.

El cuarto capítulo se refiere al anglicismo Superfoods o Superalimentos. Pero cuidado este término muchas veces se usa en la nueva industria de alimentos saludables, ofreciendo tabletas o alimentos concentrados con ciertas características milagrosas, y por supuesto, a milagrosos precios. Nosotros nos referimos a alimentos vitales, muchas veces olvidados pero que representan alternativas potentes, vigorosas, y al mismo tiempo son comunes y en consecuencia, al alcance de cualquier bolsillo. Nos hemos olvidado de lo que produce nuestra región, por "comer mejor". Esas comillas nos han hecho daño, y elevado nuestro peso...

El quinto capítulo contiene un serie de recetas, un compendio inicial de una gran cantidad que serán publicadas posteriormente a la oferta de este libro,(no olvide registrarse aquí), y que le servirán de inspiración para lograr disfrutar aún más de estos cambios. Estas recetas son en general sencillas, prácticas, usando alimentos llenos de elementos vitales, fácil de adquirir, y con una gran variedad de opciones a la hora de prepararlos. muchas opciones. Y por favor, no olvide enviarnos sus recetas

Por último, **el último capítulo** le ayuda a armonizar con su entorno, haciendo frente a los cambios que se avecinan y logrando su completo apoyo.

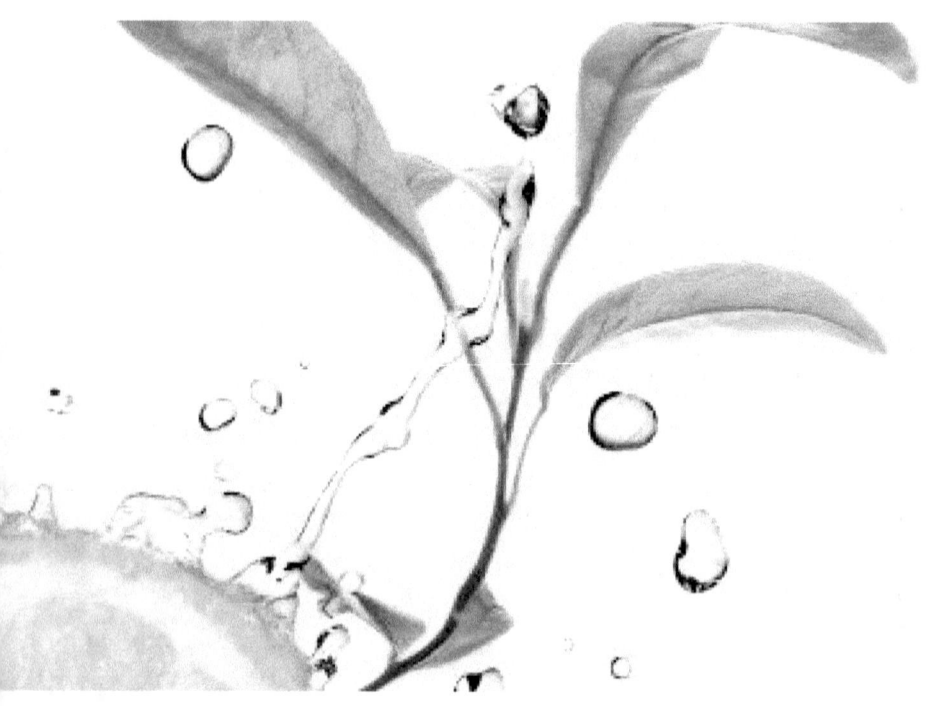

LO QUE REALMENTE NOS ALIMENTA: ENTRE MITOS Y REALIDADES

Sin importar que tan creíble suenen los argumentos, el nombre de la universidad que publica el estudio o lo pomposo como se presente esa nueva dieta o programa de nutrición; ninguno de ellos funciona en cualquier persona, especialmente a mediano y largo plazo, ni asegura salud física y un aumento de vitalidad deseada.

La triste realidad es: a pesar de siglos de sabiduría acumulada por decenas de civilizaciones y transmitidas hasta nuestros días así como grandes inversiones en proyectos de investigación, con una metodología científica occidental, todavía no conocemos realmente cómo funciona el cuerpo humano en su totalidad.

Por el contrario, debido a la mencionada metodología, donde se define una hipótesis, asumiendo muchas variables como fijas que realmente no lo son, ciertos estudios llegan a conclusiones definitivas, y dan como falsos antiguos estudios o creencias, creando un círculo vicioso. Por temporadas el café es dañino para la salud, años después pasa a ser anticancerígeno... En el mundo académico se habla de "el estado actual del conocimiento científico es el estado actual del error".

Por supuesto que estos estudios y profesionales cuentan con todo mi respeto y admiración, pero esos estudio, por la metodología que siguen, dejan de tomar en cuenta muchísimas variables, cuyas limitaciones representan el día a día de un científico; pero esa información, al llegar a los medios se transmite como totalmente cierta, y se olvida mencionar que es cierto, bajo ciertas condiciones, ciertas personas, ciertas...

Un nutricionista profesional se orienta basado en un plan básico alimenticio, pero se mantiene flexible frente a las características de cada individuo. Por una parte, entre más conocimiento, experiencia e intuición ha desarrollado este experto y por la otra, a mayor flexibilidad y tolerancia, más sencillo le será detectar los problemas de ese individuo y ofrecerle soluciones efectivas. Sin embargo, no debemos olvidar que el afectado es el que logra los éxitos después de esforzarse; el nutricionista es solo un motivador.

Siguiendo el principio al principio lo más fácil posible - después, solo lo necesario. Le invito a tomar todos los conocimientos, tendencias, chismes, creencias y contradicciones relacionadas con su alimentación, y ponerlos en una caja virtual negra. No piense en ellos, y concéntrese en estos dos sencillos principios:

"primero depurar, después reponer"

Imagine que la alimentación es algo más que el combustible que mueve el motor de su cuerpo. Además es un compendio de información, energía y cierta vitalidad. Al mismo tiempo, y siguiendo un refrán popular "nada es gratis en la vida", estos elementos positivos incluidos en los alimentos igualmente contienen ciertos componentes negativos. Precisamente por ello el cuerpo humano requiere de órganos tan importantes como los riñones y el hígado, entre otros, para descifrar esos códigos y separar los componentes positivos de los negativos, desechando los segundos vía sudor, la piel, barros, orina, heces, etc.

Para iniciar ese proceso de depuración, y darle una oportunidad a su cuerpo de recuperarse después de años y años de castigo alimenticio, es importante disminuir el consumo de componentes negativos. Sólo después de lograr de desactivar esa bomba que representan esas toxinas en su cuerpo es que podemos dar el siguiente paso y lograr poco a poco pérdida de peso junto con la recarga de baterías adecuada. La siguiente sección le ayuda a estimar el estado actual de su cuerpo, y los valores negativos y positivos que representa.

Contenido calórico vs. Contenido Vital

El ser humano necesita absorber mucho más que simplemente energía calórica de los alimentos. El muy mediático y conocido "contenido calórico" presente en la mayoría de los empaques de alimentos, y muy presente en muchas dietas milagrosas, representa solamente la cantidad de energía que un medio libera durante la combustión - usualmente en forma de calor y medida en Joules o Calorías. El origen del protagonismo del contenido calórico viene de las guerras mundiales, donde ese valor servía como medida para determinar las raciones de alimentos a los ciudadanos de los países en guerra; se repartía el mínimo necesario para evitar su muerte.

Hoy en día, donde en muchos países por el contrario se mal disfruta de una sobre producción de alimentos - generado desafortunadamente desperdicios innecesarios - la medición del contenido calórico vuelve a tomar protagonismo, pero en este caso, como un patrón de medición en la lucha contra la obesidad. Por ello su presencia obligatoria en ciertos países, en los empaques. El objetivo es desenmascarar aquellos productos que detrás de millonarias campañas publicitarias, esconden verdaderas bombas calóricas.

¿Tiene sentido realmente establecer y modificar su dieta en función a un valor como el contenido calórico, tal vez unidimensional que toma en cuenta solo una cara de la moneda? ¿ Y si es así, es válido limitar la cantidad de energía que consume?

La ciencia nos ofrece en este sentido resultados interesantes y a la vez contradictorios; por ejemplo un estudio donde estudiantes de educación física deben superar una "dieta de hambre", llevado a cabo en E.E.U.U pocos años después de la segunda guerra mundial. Esta dieta les otorgaba la posibilidad de ingerir la cantidad y variedad de alimentos que desearan, eso sí, sin superar, con un contenido calórico de unos pocos cientos de calorías. Los resultados fueron impactantes: después de sólo algunas semanas fueron evidentes los síntomas de desnutrición y demacración.

En primer lugar la capacidad física y de concentración disminuyó de manera importante, así como el líbido (deseo sexual). Por otro lado, nuevos estudio presentan la reducción en la ingesta calórica como un elemento que soporte la longevidad; total contradicción.

Esto nos lleva al dilema eterno de la "alimentación sana" al menos sus prejuicios: ¿Quién desea vivir mucho años sacrificando el placer de la comida? La respuesta es, como siempre, todo tiene su equilibrio:

- En primer lugar, existe una "zona verde" prudente entre la "gula",el exceso y la desnutrición y el hambre.

- En segundo lugar, los efectos positivos en la longevidad que genera la restricción en la ingesta de caloría, pueden igualmente alcanzarse, como lo presentaremos en el plan de alimentación, a través de "interrupciones" puntuales y temporales en el consumo de alimentos con alto contenido de calorías.

- En tercer lugar, es crucial lograr la combinación más adecuada entre alimentos portadores de calorías con la cantidad y calidad de los nutrientes que contiene, para así optimizar el uso de esa energía, su digestión y desecho, **sin afectar su estado de ánimo o su rendimiento físico y sexual**.

Una conclusión parcial que podemos ofrecerle es que la relación (o batalla) "contenido calórico vs. valor nutricional" va siendo ganada por la primera. Los alimentos presentan en sus empaques cuántas calorías representa su ingesta y cientos de estudios basan sus hipótesis en este valor; la representación del valor nutricional de los alimentos se observa en pocos empaques, y muchas veces son de baja credibilidad o de valor comercial, por ejemplo los agregados de vitaminas o minerales en alimentos que no tienen por que contener estos elementos. Estamos ingiriendo aditivos y evitando lo que la naturaleza nos ofrece, ¡incluso llegamos a confiar más en la ciencia, en unas pastillas, que en la naturaleza y sus frutos!

Igualmente concluimos que el valor calórico, siendo un indicador importante, no es suficiente para medir y determinar el valor alimenticio de su comida - incluso puede llegar a representar lo contrario: el cuerpo humano es una mßaquina perfecta donde se mezclan millones de proceso químicos, físicos e incluso eléctrico.

Incluso, en ciertas ocasiones y situaciones, el cuerpo humano consume valioso nutrientes para poder digerir, quemar y desechar esos alimentos de alto valor calórico y bajo valor nutricional, lo que en los medios se llama "caloría vacías". El ejemplo más común son las bebidas alcohólicas, donde se debe compensar esa carencia de nutrientes con otros alimentos, con lo que puede ser posible que aumente en exceso las calorías totales. Además pueden aumentar las necesidades de vitaminas del grupo B, relacionadas con el metabolismo.

Sinceramente el término "caloría vacía" simplifica e incluso subestima el efecto negativo de su ingesta; al ser vacía, no contiene nada, ni positivo ni negativo, lo que es falso. Por otro lado, los conocimientos humanos sobre nuestro cuerpo tienen sus límites; la comunidad científica no está de acuerdo si las calorías representan la única fuente de energía proveniente de los alimentos, o si existen otros elementos que no conocemos aún. Además, la calidad de las calorías es un factor importante a evaluar en este caso, comparando la calidad con el octanaje o la diversa capacidad calórica de la gasolina.

Calidad del combustible en la ingeniería y el transporte

Los combustibles se conforman de un gran espectro de sustancias y mezclas, desde el alcohol para motores pequeños de alto rendimiento hasta los diferentes octanajes de la gasolina, petróleo diesel o aceites pesados, queroseno y combustibles para grandes motores marinos; estos aceites pasados nos servirán como ejemplo posteriormente.

Un criterio importante para determinar la calidad del combustible son, además de la densidad energética, los aditivos necesarios para mejorar las características de combustión y su compatibilidad para con bombas, sellos, y conductos. Cada combustibles resulta de una mezcla determinada, espe-

cífica para cada tipo de motor y las condiciones de funcionamiento requeridas, y por ello reciben nombres específicos.

Para cualquier conductor de automóvil o carros pesados es evidente que existen diferencias importantes entre los diferentes tipos de gasolina y el diesel. Lo más importante para nuestro análisis, es que esas diferencias también existen en los alimentos que ingerimos, una escala de evaluación mucho más competente, en lugar del ya mencionado contenido calórico, al menos mientras recuperamos, con la dieta vitalista, esa intuición innata del ser humano, el lograr escuchar a nuestro cuerpo y sus necesidades de alimentación.

En defensa de la ciencia se debe decir que la composición química de los alimentos naturales es mucho más compleja que la de los combustibles. Más allá del análisis del contenido calórico (igualmente importante en el análisis de los combustibles) los alimentos naturales incluyen ...

- vitaminas y minerales,

- macro nutrientes en el azúcar, proteínas y grasas

- el contenido de fibra y

- a veces incluso la carga glucémica así como sus efectos sobre los niveles de azúcar en la sangre.

Ahora, seamos sinceros; ¿son realmente estos valores realmente importantes a la hora de elegir nuestra alimentación? Realmente poco sabemos sobre los elementos que necesitamos, aparte tal vez que debemos ingerir alimentos con vitaminas y minerales, y algún detalle simple sobre sus tipos - A, B, C etc. Por un lado pocos microgramos, por porción, de vitamina B representan una dosis excesivamente alta, por el otro, la dosis adecuada de vitamina C a ingerir es cerca de 10.000 veces mayor, en peso. Y así sucesivamente, con la composición de aminoácidos de las proteínas, el grado de saturación de las grasas, el contenido de enzimas, etc.

La ciencia solo ha logrado definir la función de algunos cientos de elementos contenidos en nuestros alimentos naturales de un total de miles (o millones) que existen, de los cuales conocemos de su existencia, y que muy probablemente sean beneficiosos o necesarios para la salud de nuestro organismo. Y si nos bastara con ello existen variaciones dependiendo del clima donde ha sido producido cierto alimento, diferencias dadas por la naturaleza, así como cada sustancia posee un tiempo de vida determinado en cada tipo de alimento, algo que varía en función de su cocción, tiempo y método de refrigeración, o simplemente el conocimiento real de las necesidades del cuerpo humano en relación a cada sustancia; algo complicado de manejar…

Finalmente, *el análisis de cada componente resulta más confuso que útil*. En algunos países de Europa se ha creado el "semáforo de los alimentos" donde gráficamente se le informa al consumidor lo recomendable o no de su consumo excesivo, especialmente aquellos alimentos listos para consumir

- principalmente aquellos destinados a la "cocina con microondas" - que poseen altos contenidos de sal, para conservarlos más tiempo, o en algunos casos excesivo uso de azúcares y grasas. *En general advierte sobre los efectos negativos; la dieta vitalista, y sus elementos de desintoxicación, curación y regeneración, desea concentrarse en los valores positivos de los alimentos - cuidando por supuesto, el exceso de elementos negativos.*

¿Cómo sería la realidad de tener un valor, sobre el cual poder evaluar la conveniencia o no de ciertos alimentos? Podría servirnos de apoyo a la hora de las compras, decidir el plan de alimentación propio y de nuestras familias, en lugar de seguir la tendencia de los "empaques bonitos", la publicidad o simplemente lo más práctico de cocinar. Cómo hemos expuesto, los valores detectados en laboratorio no ayudan por su complejidad e innumerables variables posibles, además que no ofrecen información precisa sobre el estado de los alimentos poco antes del momento de su consumo; no es lo mismo ingerir un mango o una manzana del jardín, que aquella refrigerada y transportada desde la otra esquina del planeta.

"El criterio más importante es la Vitalidad"

Más allá de la conveniencia o no del consumo de X o Y vitamina o mineral, el principio es sencillo: Si deseamos sentir mayor vitalidad, sentirnos más activos, debemos ingerir alimentos llenos de vitalidad. Todo ser vivo debe hacernos más vitales (obviando por supuesto los parásitos). Alimentos compactos como las semillas y las nueces requiere ser preparado por nuestro cuerpo, para que el metabolismo entre en juego, pueda digerirlas. Aún más difícil de sintetizar y absorber son aquellos alimentos de comida rápida, refinados y conservados (listos para el consumo), aunque igualmente suelen ir más rápido a la sangre. Debemos ahorrarle estos esfuerzos a nuestro cuerpo para así lograr mayor vitalidad.

¿Cómo reconocemos los alimentos llenos de vitalidad, o la vitalidad en los alimentos?

Siguiendo la etimología de la frase, ver si el alimento sigue vivo, por ejemplo

- si las células y elementos vegetales se ven vivos y no secos debido a un largo almacenamiento,

- por ello priorizar el consumo de alimento cosechados cerca de su región,

- evitando así el almacenamiento excesivo y sobre todo la refrigeración.

Con ello aseguramos la vitalidad en esos alimentos, por supuesto, en caso que sea apto para el consumo humano. En segundo lugar, algo que desarrollaremos en capítulos posteriores, existen estrategias para mejorar la digestibilidad y la neutralización de elementos negativos, combinando adecuadamente los alimentos o tomando ciertas medidas de precaución.

Al elegir aquellos alimentos vitales, llenos de vitalidad, de toda la gama de ofertas a las que nos vemos expuestos, aseguramos automáticamente una relación favorable entre las grasas contenedores de calorías, las proteínas y los hidratos de carbono - carbohidratos - entre sí y en relación con las sustancias vitales y su contenido de agua.

La naturaleza nos provee de aquellas sustancias o elementos en una combinación perfectamente adecuada para nuestras células.

Así que no tiene que preocuparse acerca de los efectos e información más detallada.

Y sin dudar, los alimentos que contienen mayor vitalidad son las frutas, cosechadas al estar maduras, y las verduras frescas, especialmente los vegetales de hojas verdes.

En promedio, todas las organizaciones nacionales e internacionales relacionadas con la alimentación concluyen que el cuerpo humano requiere entre 5 a 9 porciones de frutas y verduras, diariamente, para poder mantenerse saludable. No estamos de acuerdo con ello, no solo por lo difícil que representa el comer 8 veces al día, sino que como todo estudio científico maneja variables que a veces no representan la vida real, de un ser humano promedio. Por otro lado, tal vez se intenta "indemnizar", balancear los niveles bajos de elementos vitales que contienen frutas y vegetales producidos en ambientes agroindustriales, con largos tiempo de almacenaje y transporte, enriquecidos artificialmente y resultados de cruces poco nutritivos, pero que ofrecen frutos de mejor apariencia.

Nuestra recomendación es evitar esos factores perturbadores del contenido de vitalidad de los alimentos, y consumir alimentos de mejor calidad - lo que no quiere decir más caros. El arte consiste en la selección, la combinación y la dosificación de los alimentos. La selección básica de las diferentes opciones se basa, en primer lugar, en sus hábitos, preferencias y su intuición. En un principio solo es necesario evaluar la vitalidad de los alimentos y su tolerancia.

– – –

¿Cómo identificar la vitalidad de los alimentos al ir de compras?

La mayoría de las verduras comienzan vitalidad inmediatamente después de la cosecha. El síntoma más claro es la pérdida de elasticidad de la célula debido a la pérdida de agua. Aquellas verduras cultivadas naturalmente, crujientes sin haber sido expuestas a refrigeración, empacado y al nebulizador de agua, contienen mucha vitalidad. Sin embargo, en aquellos alimentos que sí han sido expuestos a estos procesos industriales, es posible que las pérdidas de su contenido vital no se reflejan en su apariencia. ¿Cúal es la solución? Intenta acceder a alimentos frescos - cosechados cerca de tu región, no nos referimos a "recién adquiridos en el supermercado", donde han sido refrigerados por un tiempo importante.

Otro elemento importante es adquirir frutas y verduras durante el tiempo de su cosecha. Alimentos producidos fuera de la temporada de cosecha natural han sido artificialmente producidos, o almacenados por largo tiempo. No tienes porque comer mangos, manzanas o guayabas durante todo el año, solo durante los meses donde se produce en la naturaleza; además, proteges tu bolsillo ya que durante la cosecha sus precios son bastante inferiores.

En relación a la frutas, el criterio más importante para medir su vitalidad es el grado de madurez en el momento de su cosecha, debe madurar en el árbol. Si esta ha sido cosechada, tomada del fruto, antes de su punto maduración, su contenido vital no es el mismo. Esto sucede con todas las frutas que no se producen en su país, como los mangos o bananas consumidos en Europa, o las manzanas en algunos países tropicales. Existen maneras de especular si cierto fruto ha sido o no cosechado en su momento ideal, como por ejemplo con los melones y las sandías, si el tallo está completamente seco. Otro ejemplo son las frutas cítricas, donde al estar maduras su cosecha no deja restos de tallos.

Sin embargo, en caso de dudas, y dentro de sus posibilidades, intente ingerir alimentos producidos en su región, endémicos, naturales de la misma y evitar productos exóticos. Las frutas que han sido cosechadas ya maduras mantienen su contenido vital por semanas, expuestas a condiciones adecuadas de almacenamiento. Sin embargo, debido al crecimiento económico y la popularidad de los supermercados (en detrimento de los mercados de calle, de campesinos) se han detectado ventas de frutas ¡después de 3 años de su cosecha! (en Alemania, mi país de origen), debido al uso de tecnologías de refrigeración que aseguran que esos alimentos se mantienen comestibles, su maduración fue controlada con gases especiales asegurando su consistencia, pero su contenido vital es cercano a cero; el aire contiene similares valores vitales.

En resumen, priorice las compras en mercados de campesinos, dependiendo de su disponibilidad incluso en haciendas o cultivos y en segundo lugar consuma alimentos de la región, naturales de su geografía, y durante los meses de cosecha en los que se produce naturalmente; su abuela le sabrá informar al respecto.

Como ha podido experimentar el definir e intuir el contenido de vitalidad de los alimentos representa algo de trabajo y actitud. Si además desea conocer con un poco más de detalle el contenido de elementos vitales, la concentración de minerales representa el mejor indicador.

La siguiente tabla muestra un resumen de la relación Minerales / Contenido calórico, obtenidas de varios estudios y fuentes bibliográficas, referidas a 100 gramos.

Alimento (crudo)	Contenido calórico (kcal)	Minerales (mg)	Relación Minerales/Calorías	Proporción del valor calórico que proporcionan las proteínas (%)
Arroz blanco - Basmati (cocido)	131	120	0,9	6,8
Pepino	15	590	39,3	15,5
Zanahoria	26	860	33,1	16,0
Nabo	29	760	26,2	22,4
Apio	17	1090	64,1	31,2
Brotes(frijoles)	24	400	16,7	57,4
Tomate	17	600	35,3	24,7
Bananas	96	830	8,6	5,5
Manzana	54	300	5,6	2,3
Limón	56	500	8,9	6,9
Frambuesas	34	500	14,7	19,2
Dátiles	280	1180	4,2	2,9
Espinaca	17	1500	88,2	66,2
Perejil	53	1600	30,2	34,6
Ortiga	49	1500	30,6	46,3
Aguacate	217	1350	6,2	3,5
Coco	358	1118	3,1	4,3
Anacardo	568	2890	5,1	12,2
Almendras	590	2650	4,5	14,8
Alforfón, sin cáscara	340	1750	5,1	11,8
Semillas de cáñamo, con cáscara	471	5600	11,9	19,4
Semillas de linaza, con cáscara	371	3600	9,7	12,8

Tabla 1: Contenido calórico, mineral y proporción de caloría que ofrecen las proteínas.

Es realmente sorprendente lo extremos que alcanzan la diferencias en la proporción de minerales. Incluso esa bomba calórica que representan los "dátiles", con su 70% de azúcar, posee cuatro (4) veces más minerales por caloría que el arroz desconchado (limpio de salvado, el más común), y a su vez pierde la batalla frente a la espinaca, que posee casi cien (100) veces más. Más adelante cuando hablemos de los "Superalimentos" encontrará más datos, relacionando el contenido de agua, fibra, minerales y los macronutrientes.

¡No lo olvide! El mejor indicador de su tolerancia frente a los alimentos, son las sensaciones que le transmite su cuerpo, cómo usted se siente al consumirlos, la digestión y las reacciones de su cuerpo, el gusto, los olores, sabores y por supuesto su satisfacción. Es importante recordar que debe tomar en cuenta la forma en la que combina los alimentos; nuestro estómago tiende a digerir de manera secuencial, en el mismo orden que han sido ingeridos. Así que tiene sentido empezar a comer aquellos alimentos más ligeros, y no generar tráfico, similar a lo que sucede en las calles cuando un automóvil a baja velocidad toma el canal rápido.

Los alimentos a mayor contenido de agua más fáciles son de digerir, en ese orden las frutas ocupan el primer lugar, especialmente los melones y la sandía, antes de cualquier lechuga o verdura. Aquellos alimentos con alta densidad de calorías deben ser consumidos posteriormente y respetando la línea carbohidratos antes de las proteínas. Los alimentos ricos en proteínas permanecen durante más tiempo en el estómago, por lo que las proteínas pueden ser descompuestos por el jugo gástrico.

Sin embargo, los alimentos ricos en carbohidratos y agua tienden a fermentarse si permanecen bajo una capa de alimentos ricos en proteínas o sí han sido consumido juntos; algo negativo. Por tanto, el orden correcto puede prevenir problemas digestivos y compatibilidad. El orden tradicional en ciertas culturas, de iniciar la comida con dulces y frutas, seguido de ensalada, algo de carbohidrato como pasta o arroz y finalizar con las proteínas protege nuestra salud, estómago y fortalece nuestra vitalidad; nada peor para la salud mental y el estado físico que problemas digestivos. Además, este orden nos protege del goce excesivo de alimentos densos en calorías; a mayor cantidad de frutas y ensaladas, frescos en general, menos espacio para los carbohidratos y postres. Para descartar problemas de tolerancia, debe intentar probar ese alimento del que sospecha, en una única comida, sin ingerir otro alimento. Así podrá saber si realmente es el culpable, o sí debe seguir investigando.

En resumen: los alimentos pueden evaluarse en función a su contenido de vitalidad y su relación calorías/minerales, entonces aquellos(as) que deseen sentirse activos, saludables, llenos de vitalidad deben cambiar su rutina, y consumir alimentos con mayor contenido vital.

"Algún día, el hombre blanco morirá desnutrido, sentado frente a platos llenos de comida."

El contenido vital de los alimentos se enfrenta, especialmente en los países industrializados, a una muerte lenta debido a la proliferación, y casi monopolio, de los supermercados como fuente de alimentos. Y este modelo se repite de manera acelerada en los países en "desarrollo" (que en este caso, parece que es un atraso) donde la sociedad entiende a estas tiendas como el reflejo del progreso y la salud, cuando la realidad es un poco diferente.

No queremos con esto satanizar a los establecimientos comerciales modernos, pero el nivel comercial de la agroindustria en los países desarrollados ha llegado a tal punto que los productos son tratados artificialmente para, durante su crecimiento, mejorar su apariencia y color, en detrimento de la naturaleza, su contenido vital y mineral. Por otro lado, la competencia y las ganancias son una tentación muy grande para intentar mantener precios a través del almacenaje de ciertos productos para ser vendidos fuera de su temporada natural; ya sabemos que sucede con el contenido vital de un alimento si es refrigerado por un largo período de tiempo.

Una frase de los indígenas de norteamérica, transmite esta idea presentando a un hombre blanco, desnutrido, sentado en una mesa llena de alimentos. No vale comer mucho, sí lo que comemos tiene contenido. Durante los últimos años los medios se han hecho eco de ciertos estudios donde presentan a la sociedad estadounidense como una de las más obesas del mundo, y al mismo tiempo donde más accidentes cardiovasculares suceden, e incluso la desnutrición es un problemas, si se compara con otros países industrializados. Lo más importante en esta etapa es entender que se puede estar desnutrido, enfermo y falto de vitalidad comiendo mucho, sí lo que se ingiere no tiene contenido; por ejemplo alimentos preparados, listos para calentar en el microondas. El sabor es exquisito tal vez, pero se debe entender que no tiene contenido, así que si no puede evitarlo totalmente, reduzca radicalmente su consumo.

– – –

Para ilustrar el problema, podemos utilizar de nuevo el ejemplo de los combustibles, específicamente los aceites pesados, usado para el uso en motores de grandes máquinas como barcos tanqueros y de transporte de mercancías. Así como es un combustible de alta densidad energética, existe otra razón por la que es usado en el transporte marítimo; ninguna ciudad permitiría su uso por lo tóxico y contaminante, con mucha tristeza tengo que escribir que los barcos funcionan como hornos crematorios de la basura de la industria petrolera.

– – –

Muchos alimentos que hoy consumimos, que son presentados en medios como aceptables, son parte de nuestra vida diaria, en realidad podrían representar "el aceite pesado" de los motores humanos; al ser ingeridos generan muchos ácidos, consumen para su digestión y desecho elementos vitales que deben permanecer en el cuerpo o son almacenados en nuestros tejidos, ya que el organismo no sabe que hacer con ellos. Sí además exageramos en la ingesta de estos alimentos tan dañinos, sentirá cansancio que no puede explicar, perderá vitalidad e incluso a mediano y largo plazo empezará a sufrir enfermedades "de reyes" como la gota o la artritis.

Evite alimentos densos en energía,

altamente procesados, productos refinados,

enlatados, listos para consumir

y la combinación de masa horneada y grasa.

¿Cómo reconocer a los alimentos con "efecto petróleo pesado"? En principio, es sencillo, simplemente son los alimentos antónimos a aquellos con alto contenido de vitalidad:

- pocos minerales en relación a,

- su alto contenido de caloría y bajo contenido de agua

- además de haber sido expuestos a procesos intensos de transformación: ahumado, asado, rostizado, refrigerado, uso de sal, curado, endulzado o refinado.

Un buen ejemplo de este efecto son las nueces, alimentos valiosos y llenos de vitalidad, eso sí frescos y remojados. En la presentación usual, siendo rostizados o ahumados, junto con una gran cantidad de sal o azúcar y en su formato "extra grande" se convierten en cuasi petróleo pesado, una bomba calórica. Algunos expertos de la cocina llevan ese efecto a grados todavía más espeluznantes, y combinando hojaldre con azúcar, aceite, aromas, carne ahumada o queso - pizzas, donuts, pasteles, tortas entre muchos otros - ideales para el paladar, como el petróleo para los barcos, les transporta pero a costa de contaminación y elementos tóxicos. E incluso existen petróleos más pesados en el mercado; productos similares congelados.

En este sentido es importante destacar que existen personas que son capaces de almacenar grandes cantidades de desechos de los alimentos en sus células de su piel, manteniendo su metabolismo en niveles estables, pero pagando un alto precio; *el aumento de peso*. El exceso de peso no sólo viene dado por la acumulación de grasas, sino de esa cantidad de tóxicos que el cuerpo intenta desechar, que por el mal funcionamiento, el exceso al ingerir alimentos poco vitales como las comidas preparadas y la falta de ejercicio, no tiene otra solución que almacenarlo en las células de la piel, las caderas y "barriga de cervecero"; no es solo grasa, son desechos.

Por otro lado, sabemos que el tejido adiposo, así como el muscular, influye en nuestro estado emocional, estado de ánimo, sensación de hambre y el deseo de hacer deporte; solo que el tejido adiposo lucha en contra de las sensaciones que genera el tejido muscular. A mayor cantidad de tejido muscular, nuestro estado de ánimo se revitaliza y genera sensaciones positivas frente al deporte y el hambre. Mayor tejido adiposo genera un círculo vicioso, mens deseo de moverse y mayor apetito por alimentos vacíos de vitalidad.

El desafío es enfrentarse a esos alimentos venenosos, esos petróleos pesados que nos llenan de elementos tóxicos que a su vez se almacenan en nuestra piel. Además el siguiente paso es, paso a paso, limpiar nuestro cuerpo, y alimentarlo con combustibles de mejor calidad e incluso de menor precio. Esto genera preguntas, en función a qué cantidad de energía debe consumir realmente el cuerpo humano.

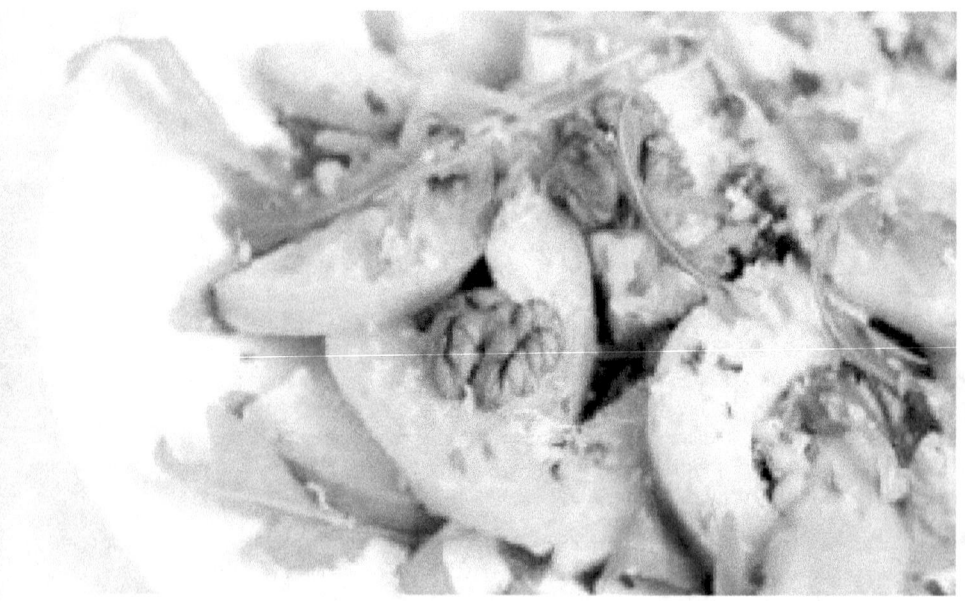

¿QUÉ CANTIDAD DE ALIMENTOS REALMENTE REQUIERE MI CUERPO?

La ciencia ha encontrado evidencias que demuestran que los alimentos NO son la única fuente de energía para el ser humano; nuestro cuerpo es capaz de producir, por sí mismo, incluso hasta ciertas proteínas. Por ejemplo, el éxito de los estudios de la médico rusa Galina Schatalowa, que limitaba en sus experimentos la alimentación de atletas de maratones en desiertos a un máximo de 400 calorías diarias - se aconseja usualmente el consumo de 2000 calorías. Los atletas no solo fueron capaces de finalizar la competencia, sino incluso de aumentar su masa muscular, a pesar del bajo consumo de energía.

Por supuesto la cantidad de estudios relacionados con este tema es mínimo, ya que el financiar un experimento con estos objetivos no ofrece ganancias comerciales; no genera un nuevo producto a ser vendido. Max Planck, premio Nobel de Física, decía: "Una nueva verdad científica no se impone al convencer a sus enemigos, ya que muy pocos aceptarán que se han equivocado, sino en el momento que esos enemigos mueran y la nueva generación se familiarice con la verdad sin prejuicios"

La idea es que evitemos los prejuicios, propios del miedo y el desconocimiento y con pocas variaciones, logremos alimentarnos mejor, logrando mayor vitalidad y en consecuencia felicidad. Otro ejemplo para exponer el efecto de los combustibles y la alimentación es una fogata: Sí la madera está húmeda o la fogata llena de cenizas, sabemos que así "alimentemos" la fogata una y otra vez, el resultado del fuego será mediocre, la calidad de la madera es vital. Se debe cambiar el tipo de madera, en nuestro caso los alimentos y la forma de combinarlos, para que ese fuego crezca y se mantenga...

Igual que la fogata, nuestro cuerpo requiere para ofrecer su mejor versión de oxígeno, agua y mantenerse sin cenizas (desintoxicación). Es difícil que al sentirnos débiles o faltos de concentración, tomemos la iniciativa de

- Tomar un vaso de agua,

- salir y respirar aire fresco,

- subir y bajar las escaleras,

- o simplemente descansar un rato.

¿Qué hacemos usualmente? Recurrimos a alimentos poco vitales y llenos de tóxicos como el chocolate, los azúcares o el café, llenarnos de insulina, nicotina o cafeína. En el caso del azúcar, su consumo genera adrenalina, proveniente de los riñones como ayuda al páncreas en su lucha contra el azúcar que se magnifica si la persona sufre de sobrepeso, ya que el exceso de grasa dificulta el trabajo de la insulina. Resultado, un ola de adrenalina en el sofá, por eso entendemos el éxito de los llamados Snacks. Si además usamos cafeína, multiplicamos el efecto, ya que el cuerpo bajo su efecto estimulante evita el modo de regeneración, se mantiene activo y los riñones continúan enviando adrenalina. El camino hacia la falta de salud....

¡El conjunto grasa-azúcar produce una subida de adrenalina!

Eso nos da una explicación del porqué aceptamos el hecho que a mayor cantidad de alimentos, mayor energía; al consumir comida chatarra, el efecto grasa-azúcar nos hace sentir activos, y entendemos que estamos bien alimentados. Por el contrario, es un efecto pasajero, engañoso que además nos lleva a consumir cada vez más, elementos tóxicos que se acumularan en nuestros tejidos, que nos vacía de vitalidad, con efectos somníferos y de baja actividad a las pocas horas.

Igualmente el consumo excesivo de proteínas nos ofrece sensaciones estimulantes, al corto plazo, siendo sus efectos negativos más extensos y efectivos al mediano plazo, especialmente respecto a ciertos órganos que se ven expuestos a un excesivo trabajo, además de la cantidad de aditivos que incluyen ciertos de estos alimentos llenos de proteínas. No olvidemos que lo importante es la combinación, la variedad y vitalidad de la relación entre calorías y proteínas.

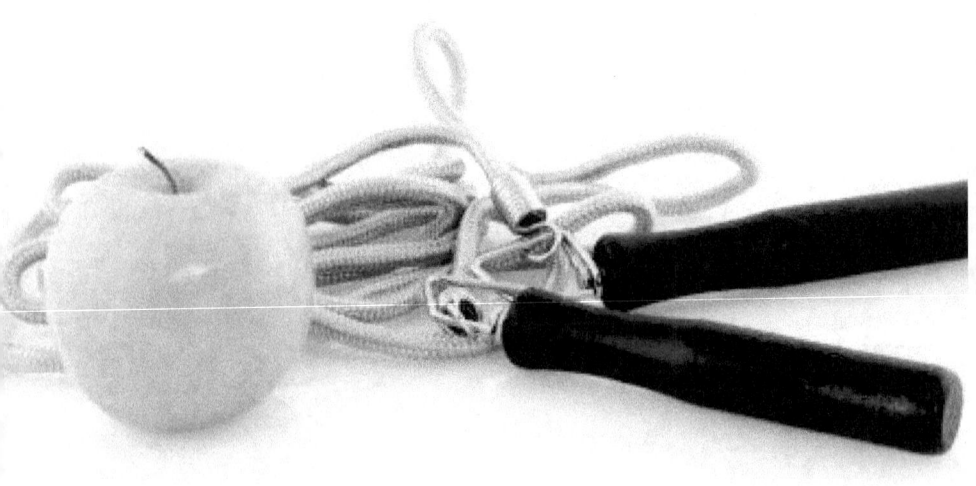

MITO NRO. 1: REQUERIMOS DE UNA GRAN CANTIDAD DE PROTEÍNA, MUY VARIADA.

Tal vez conozca alguna de esas dieta de proteínas que prometen rebajar peso en base al consumo especialmente de proteína animal, así como alimentos preparados como tabletas, merengadas o barras energéticas que se presentan como la fuente ideal de energía y al mismo tiempo una herramienta para mantener el peso adecuado. Estos alimentos mágicos combinan ciertos perfiles de aminoácidos, como por ejemplo bases arroz con y frijoles o papa (patatas) con pollo, combinación que, *según la dieta,* es necesaria para desarrollar todos sus efectos, soportada en la creencia que la proteína animal es absolutamente necesaria para obtener los aminoácidos que necesita nuestro cuerpo; *algo que es falso*.

Durante los últimos años la misma base científica en la que en algún momento se sustentó esta idea niega que esa combinación sea necesaria, ya que el cuerpo es capaz de en primer lugar almacenar los aminoácidos que requiere, y en segundo es posible absorber la cantidad necesaria de un solo alimento, sin extrañas combinaciones; Estudios van, y estudios vienen.

Igualmente al argumento de las proteínas no es válido; aunque necesitamos de ellas, el requerimiento en gramos es bastante poco, entre 0,5 y 1 gramo de proteína diariamente por cada kilogramo de peso corporal. Una mujer de 60 kg de peso requiere solo de 30 a 40 g de proteínas diariamente. Si tomamos en cuenta que la proteína contiene cerca de 4 kcal por cada gramo (similar a los carbohidratos) y las grasas 9 kcal por gramo, esos 30 a 40 g de proteína representan cerca del 10% de las calorías totales que requiere consumir esa dama (1600-2000 kcal).

Sí nos referimos a la tabla anterior (tabla 1), nos daremos cuenta que tomando en cuenta el contenido de proteína en el arroz y vegetales, su consumo diario cubre fácilmente las necesidades de proteínas que hemos calculado; y eso obviando aquellos alimento aún más ricos en proteínas, como las coles, los germinados y las nueces. Todo esto sin los problemas, cada vez más usuales, de intolerancia a la lactosa (productos lácteos), así como el muy conocido **ácido úrico**, tan presente en las carnes y el pescado.

Es innegable que necesitamos de las proteínas, pero hay un malentendido, o simplemente falta de atención frente a los datos que se nos ofrecen; realmente, es cierto que solo con el consumo de alimentos vegetales cubrimos totalmente las necesidades de proteína en nuestro cuerpo, y al mismo tiempo evitamos los males que generen la ingesta de producto animales, sea por el exceso de proteínas o simplemente la presencia de grasas, ácido úrico o lactosa.

Un elemento adicional es la difícil digestibilidad de las proteínas vegetales, especialmente aquellas presentes en semillas y cereales. Una sencilla solución es la germinación de esas semillas antes de consumirlas. Otros productos vegetales, con la misma cantidad vital de proteínas ofrecen resistencia a la digestión por su fibra; otro problema sencillo de resolver y que atacaremos al hablar sobre el Mito 3.

Aunque esos tiempos han quedado atrás, un detalle que puede convencerle de dejar atrás ese mito número 1, es la realidad que representa el hecho que la leche materna contiene sólo el 6% de su peso en proteínas. Igualmente es sabido que para los deportistas expuestos a altos esfuerzos musculares, como fisicoculturismo o pesas, la proteína pasa a tener aún mayor importancia, durante de fortalecimiento de los músculos. Sin embargo, ¡demasiado sigue siendo demasiado!, sabemos que el consumir proteínas más allá del 10% de las calorías totales influye negativamente en la producción de testosterona, igualmente necesaria para el desarrollo muscular. Un ejemplo lo representa Patrik Baboumian, ganador del certamen "el hombre más fuerte" de este país, en el año 2012, *¡siendo 100% vegano!*, (vegano no consume carne, ni productos de origen animal como huevos, leche o miel), y está convencido que como los gorilas y los elefantes, se puede ser el más fuerte comiendo solo vegetales.

La dieta vitalista deja abierta esta posibilidad, recuerde que no le exige una u otra vía, pero sí queremos dejar claro cuales son los mitos, identificar la realidad, y dejar que usted mismo(a) siga su cami-

no. Saber que NO es necesario comer carne, sí lo hace es porque lo desea y además debe saber cuánto y hasta donde llegar.

El elemento principal del mito número 1 es el desbalance entre lo que requerimos para vivir y los peligros del exceso. Comer en demasía, SÍ es dañino para su salud, especialmente si es la norma. Pasarse de la raya durante las festividades es algo incluso sano, para su salud mental, pero mantener la creencia que debe comer un kilo de carne al día, dañarse creyendo hacer lo mejor para usted y su familia, es el problema.

"La doctora me dijo que no podía hacer nada, mis riñones están afectados por tanta proteína. Es que adoro la carne."

Estos comentarios son cada vez más comunes entre hombres y mujeres, incluso de mediana edad. La exposición a la "buena vida" el sentir que comer bien es comer mucho y en exceso carnívoro, el sencillo acceso a carne barata en relación a un incremento de los ingresos y la comida como símbolo de estatus social llevan a cada vez más adultos a dañar su salud, inconscientemente. Realmente, sin querer entrar en detalles como teoría de la conspiración o sistemas económicos, usted entenderá que es lógico llevar este mito de la carne y el consumo de proteínas al interés de las empresas de producción de vender más; convencerle que comer más es mejor y sobre todo carne y leche.

Nuestra intención no es política ni económica, el vendedor siempre intentará mostrar su producto como el mejor, el consumidor está en la obligación de proteger su salud y bolsillo con la mejor de las herramientas, con el conocimiento. Y esa es nuestra labor, presentarle ese saber, números y estrategias para que pueda decidir qué es lo mejor para su salud y su paladar.

Evite productos refinados, conservados y el estilo "listo para comer", ya es un paso adelante. En segundo lugar, crea más en la naturaleza, somos y seguiremos siendo una especie animal, que vivió miles de años comiendo lo que ella le ofrecía, no lo olvide; no confíe más en una pastillas que en los vegetales del mercado. Tercero, no existen dietas milagrosas, todo exceso es malo y cuarto, recuerde que estamos expuestos al mercado, y el vendedor siempre estará interesado en vender, crezca en conocimiento para tener criterio sobre que es lo bueno y que es lo malo.

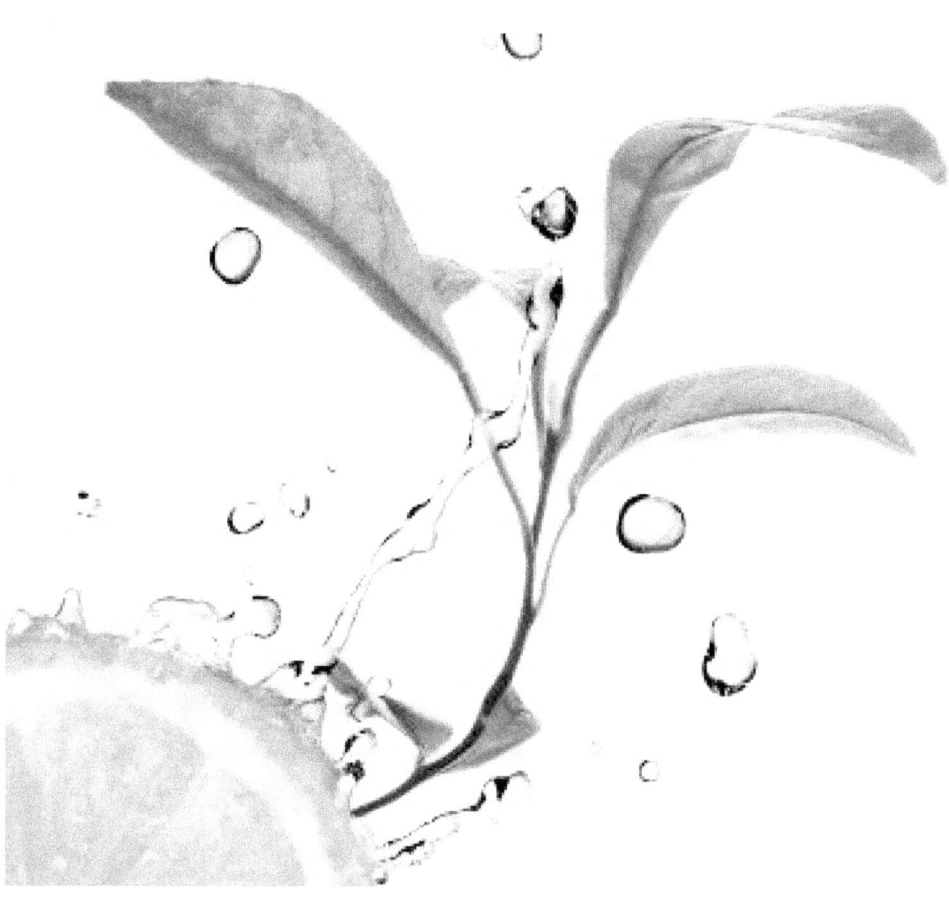

MITO NRO. 2: LOS ACEITES VEGETALES SON MUY SALUDABLES

Las grasas saturadas han logrado una bien consolidada mala reputación como resultado de la explosión del consumo de productos de origen animal generada por el incremento de ingresos en muchas regiones del mundo, y la modernización de la industria de alimentos. Al mismo tiempo, las grasas no saturadas de los aceites vegetales se han mantenido como la opción "saludable" a su contraparte animal, construyendo el mito número 2, liderado por el muy alabado aceite de oliva, recomendado incluso a aquellos con problemas de tensión, o el aceite de girasol como la alternativa a la mantequilla a la hora de hornear, e incluso como aderezo para ensaladas. El consumidor siente que la grasa vegetal no es tan mala; y cae de nuevo en el exceso.

Siguiendo la sabiduría popular, "el peligro viene de donde menos imaginamos", ese toque de aceite en la pasta, la pizza o la lasagna, en la sopa o en la ensalada genera en total una resultante muy alta en grasas, y sobre todo una peligrosa relación ácido-grasa. Retornando a nuestros amigos, los alimentos refinados (masas, salsas, dressings, dulces, etc.) contienen en su mayoría, altas cantidades de aceite, en muchos casos vegetal, que sin embargo sigue siendo aceite... y su alta densidad calórica nos saca rápidamente, y sin mucho esfuerzo, de ua relación saludable de consumo de energía (una cucharada de aceite contiene al menos tantas calorías como una ensalada mixta).

El mito nos ha llevado a tanta confianza frente a estos aceites vegetales, que en algunos casos logran alcanzar el 50% del consumo diario de calorías en un ciudadano promedio de una capital, sea la que sea, en el planeta. Esto es incluso aún mayor que en los tiempos de nuestros abuelos y bisabuelos, donde se usaba la grasa del puerco para freír y condimentar las sopas. Lo más recomendable es limitar el consumo de calorías provenientes de las grasas a un 20%.

Sin embargo, y más allá de los efectos de la publicidad, estamos seguros que esta realidad no le resulta tan sorprendente. La segunda parte del mito seguramente que moverá un poco sus sensaciones; la relación ácidos-grasas de los aceites vegetales, un efecto mucho menos conocido, y no menos peligroso. Los llamados y numerosos ácidos grasos no saturados, como el Omega 6 y Omega 3, tan beneficiosos según su presencia en los medios y que se acercan a la realidad, son elementos valiosos para nuestra salud; *pero todo en exceso es malo.*

La realidad nos dice que diariamente requerimos de *hasta 10 gramos de ácidos grasos Omega 6, y de 0,4 a 1,5 gramos de su complemento Omega 3.* ¡Estas cantidades son equivalentes a menos de una cucharadita!.

Por otro lado, pasar un poco la raya sí que genera efectos poco deseados:

- como la competencia entre los ácidos grasos Omega-6 y Omega-3 por los mismos caminos de absorción,

- y enzimas que le permiten transformarse en elementos importantes para nuestro organismo,

- especialmente los efectos de regulación hormonal que ofrece los ácidos Omega-6.

Deportistas de alto rendimiento recurren a grasa animal o grasas no saturadas más sencillas al llegar al consumo máximo de Omega 6 y 3 para evitar efectos contraproducentes. Se recomienda una relación 4:1 en el consumo de Omega 6 frente a los ácidos grasos Omega 3, que representan por ejemplo, las costumbres alimenticias, ricas en pescado, del Japón. Si observamos el contenido de estos elementos en frutas y verduras, encontramos una relación 1 a 1 (1:1), frente aceites vegetales que casi en su totalidad poseen únicamente Omega 6, especialmente el aceite de girasol incluso el aceite de oliva, ¡con casi un 80% de su contenido!. No sorprende entonces que la relación de consumo Omega-6 vs. Omega-3 en Europa, EEUU y Latinoamérica sea de entre 20:1 y 50:1, y a niveles de consumo muy por encima de las pocas gotas que realmente requerimos.

Por eso el aceite de pescado, *frente a ese consumo suicida de Omega 6* sea una opción, aunque no la más adecuada. Pastillas, tabletas y cápsulas siempre serán hechas por el hombre, usted no sabe el origen real del pescado materia prima de ese aceite; ¿tal vez una laguna o mar afectado con metales pesados? Por otro lado, recurrir a cápsula después de consumir 40 veces más Omega 6 del que necesita su cuerpo es como cometer un asesinato e intentar salvar el castigo arrepintiéndose; pudo evitar el hecho, y todo sería más sencillo. En este caso, una solución menos "animal" sería el uso de aceites de algas, como origen de Omega 3, que sin embargo siguen siendo productos de elevados precios.

Por último, aceites vegetales no es igual a aceites vegetales; sí el uso de aceite de girasol o de oliva, en exceso, trae sus consecuencias, no imagina los problemas que genera el uso de aceites de baja calidad, muy usados en la producción de alimentos refinados; aceite de palma o aceites refinados de nueces, ricos en Omega 6, especialmente en chocolates y golosinas para niños; la verdad que la industria no tiene conciencia, y sus padres no son suficientemente críticos.

Nuestra conclusión se desvía del camino comercial "consuma más Omega 3" - pescado y cápsulas - a un camino más vital e inteligente, de "ingerir menos Omega 6 y alimentos refinados", no los necesita (al menos disminuya su consumo a una vez al mes), tomando el camino de los alimentos llenos de vitalidad, frescos y sabrosos al paladar.

Por ejemplo, mangos maduros frescos contiene cerca de 2 gramos de Omega 3 por kilogramo de pulpa, 8 veces más que su contenido de Omega 6 - ¡sí las frutas contienen grasa! - *Lo que quiere decir que el comer un mango maduro al día le ofrece todo el Omega 3 que usted necesita.*

Igualmente potentes son vegetales como la espinaca o ciertas hierbas silvestres olvidadas en el recetario de la abuela, que pueden balancear el consumo moderado de nueces o algún desliz en el consumo de grasas. El plan que le presentaremos más adelante le ayudará a entender la relación Omega-6/Omega-3 y como lograr un balance, sin afectar su paladar ni su bolsillo - nada de cápsulas.

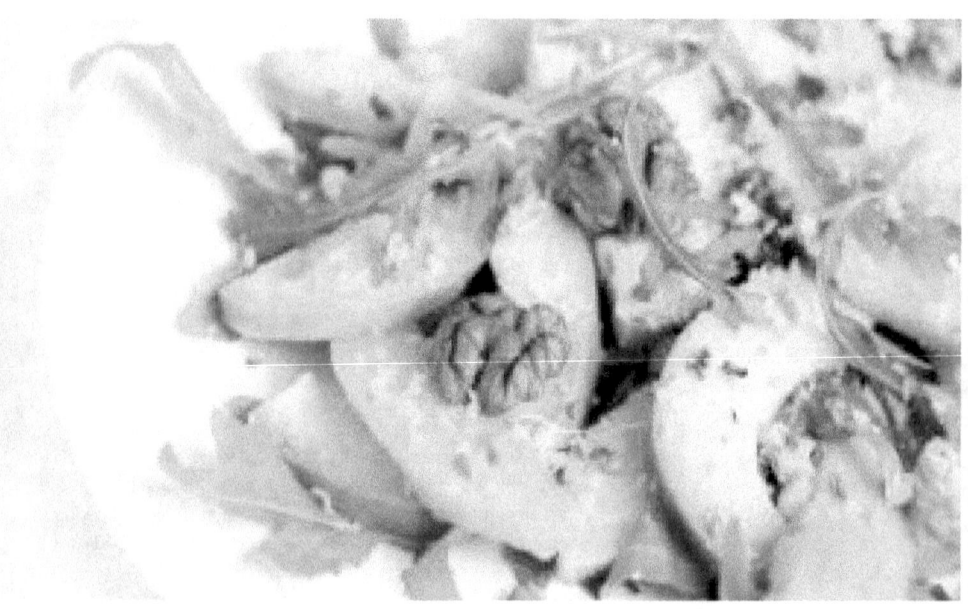

MITO NRO. 3: LA FIBRA Y SUS MILAGROS

Tal vez usted conozca la historia de aquel científico que, después de años de trabajo e un conocido fabricante de hojuelas de cereal, dedicó su vida a la investigación de la nutrición humana; Paul A. Stit y su libro "golpeando a los gigantes de la alimentación", refiriéndose a las grandes empresas de la industria alimenticia, especialmente galletas, cerveza, bebidas carbonatadas, y el caso de nuestro ejemplo, las famosas hojuelas de maíz. Sin caer en elevar su trabajo por encima de la credibilidad de estas empresas, analicemos la situación; hojuelas de maíz, tostadas (con aceite), de harina refinada, y aderezadas con azúcar igualmente refinada, debe ser el desayuno ideal;¿no suena algo mal?. En este caso, el autor de este libro realizó una prueba con ratas de laboratorio, expuestas unas al consumo de estas hojuelas de maíz y un segundo grupo al consumo de los empaques; sí, los de cartón. Su conclusión, las segundas lograron incluso mayor desarrollo que las primeras; el cartón era mejor alimentos que las famosas "cornflakes".

Al mencionar esta historia, solo queremos estimular su carácter crítico; no acepte, el que vende desea vender, maíz con azúcar no puede ser un buena desayuno. Por otro lado, mostrarles el origen del tercer mito, la fibra y su consumo. Este investigador con sus estudios y libros casi destruye la industria de los "desayunos en cajas"; estas empresas reaccionaron con un argumento en cierta forma válido, pero igualmente mal comunicado; el consumo de fibra como herramienta para una alimentación balanceada, a digestión e incluso para rebajar de peso. Las empresas fabricantes de estas hojuelas encontraron en un desperdicio de su proceso industrial un nuevo producto, con "más fibra": el salvado, más conocido como "Bran". ¿Le suena conocido?

Aunque estas fibras insolubles son valiosas, el ser humano requiere de consumir fibras solubles (mucílago), como por ejemplo la Pectina, presentes como no, en los vegetales. El mito de la fibra ha creado una nueva industria, que aprovecha residuos de otros procesos, un resultado incluso positivo evitando la generación de desechos, pero bajo un mensaje algo engañoso, ya que son fibras de baja calidad, y que en muchos casos generan problemas de digestión, flatulencias (fibras crudas) o incomodidad estomacal por el error de la "sobrecocción" de alimentos con fibra. Nos enfocaremos principalmente, durante el programa dieta vitalista, en el segundo efecto, ya que a pesar que la cocción permite una mejor digestión de los alimentos, especialmente las fibras, la sobrecocción elimina las ventajas de ingerir alimentos llenos de vitalidad.

En promedio consumimos menos fibra de la recomendada por institutos de nutrición, indudablemente, y la situación es aún peor sí analizamos el consumo de las vitales fibras solubles; ejemplo de la Pectina de las frutas o la fibra de la semilla de linaza o la menos conocido Plantago Ovata. Es harto conocido que el mucílago (fibra soluble) crea una capa viscosa y protectora, como un gel, que recubre todo el interior del conducto digestivo, ofreciendo con ello una acción suavizante y antiinflamatoria sobre la mucosa digestiva, regula la absorción de azúcares, fija toxinas, que resulta altamente beneficiosa en casos de gastritis, úlcera gástrica o duodenal, y colitis.

Por otro lado, aunque la fibra insoluble tiene sus ventajas y efectos positivos, como aquella proveniente de los granos enteros (pan integral) y vegetales fibrosos, es un mito entenderla como elementos reguladores de la digestión, y su consumo excesivo puede ser igualmente negativo. Su efecto sobre los intestinos es positivo frente a problema de estreñimiento, pero a costa de cierta irritación de sus paredes, generando una reacción de defensa, inflamación y una rápida evacuación de estos elementos que le afectan. En el caso de la fibra se requiere de nuevo balance entre el consumo de uno y otro elemento, y sin excesos. Es posible disminuir el consumo de granos y cereales a un grado natural, al conocer del mito de la fibra, o consumir semillas de linaza para aumentar la cantidad de fibras solubles; pero esto sigue siendo consumir más, sin necesidad.

Las semillas de linaza aportan poco al sabor de sus comidas, y su precio sin ser excesivo, no es atractivo. Usted necesita mucílago (fibra soluble) de alimentos frescos, llenos de vitalidad, naturales y producidos en su región; frutas y verduras frescas que posean una positiva relación de fibra soluble, existentes en el sur de Europa y muy presentes en toda Latinoamérica, usando la técnica del licuado para mejorar ese balance, la rotura de las fibrasa través del masticado y una preparación adecuada; información que le ofreceremos en el plan de dieta vitalista.

Para finalizar con los mitos, le recomendamos tomar nota, de manera general, de su consumo actual de alimentos sin llegar a detalles como las calorías o proteínas. Le pedimos que calcule, en función a un día promedio, su consumo de Vegetales, Vegetales de hojas verdes, frutas (sin tomar en cuenta jugos conservados, o frutas cocidas o secas) y la proporción de alimentos llenos de vitalidad (fruta, vegetales y germinados crudos, sin tomar en cuenta nueces y semillas). Por ejemplo, patatas (papas) frescas cocinadas al vapor cuenta, un tercio de su peso, como vegetales. Y no intente engañarse, sea honesto(a), como ideal punto de partida.

- Vegetales, _____ gramos

- Vegetales de hoja verde _____ gramos

- Frutas _____ gramos

- % de alimentos vitales: _____ %

Referencias bibliográficas: Visite el siguiente enlace para más información

----

Hemos llegado al final del primer Volumen de la Dieta Vitalista, que le ofrece una visión general de las bases del programa e intenta desmontar ciertos mitos que tomamos como ciertos en nuestro día a día. Seamos críticos y no olvidemos que seguimos siendo una especie animal - las pastillas, cápsulas y medicinas deben ser una solución de emergencia, no un sustituto de nuestro sentido del olfato, del gusto, de nuestra intuición y de los mensajes de nuestro cuerpo (el dolor, granos en la piel, inflamaciones y constantes resfriados).

Los siguientes volúmenes le llevan de la mano en el proceso de desintoxicación y reajuste de su rutina alimenticia, preparándole para el programa, por etapas, de la dieta vitalista - poco a poco, a su ritmo - continuando con una extensa reseña sobre los "Superalimentos" (nada que ver con merengadas o alimentos de farmacia), alimentos llenos de vitalidad, naturales, que en su perfecta combinación son simplemente bombas de vitalidad.

Finalmente, la dieta Vitalista le ofrece una cantidad importante de recetas que cumplen con su principio, cantidad que irá incrementándose con el tiempo, por ello le pedimos que se registre en el siguiente enlace, y poder hacerle llegar información, reseñas o alertas sobre nuevo contenido.

Igualmente puede dejarnos sus comentarios aquí, o usando las redes sociales como Twitter, Facebook, Google+ o LinkedIn.

No existen milagros, ni éxitos que caen del cielo, debe poner de su parte - eso sí, no es un sacrificio, es explorar nuevas recetas, alimentos y formas de preparación. Además, recuperar el cariño por las frutas y vegetales que se producen en su región, y evitar mantenerse preso del comercio... Eso es todo....

¡Le damos la bienvenida a su sueño!

DIETA VITALISTA